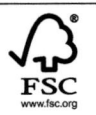

Hypnosetexte und Suggestionen

Band 2

Methoden der alternativen Heilkunst

Marvin Oswald

Hypnosetexte und Suggestionen - Band 2
Methoden der alternativen Heilkunst

© 2013 - Marvin Oswald
1. Auflage
ISBN: 9783732232390

Herstellung und Verlag:
Books on Demand GmbH, Norderstedt
Alle Rechte liegen beim Autor

Hinweis

Der Autor hat bei der Erstellung dieses Buches Informationen und Ratschläge mit Sorgfalt recherchiert und geprüft, dennoch erfolgen alle Angaben ohne Gewähr. Verlag und Autor können keinerlei Haftung für etwaige Schäden oder Nachteile übernehmen, die sich aus der praktischen Umsetzung der in diesem Buch dargestellten Inhalte ergeben. Bitte respektieren sie die Grenzen der Selbstbehandlung und suchen sie bei Erkrankungen einen erfahrenen Arzt oder Heilpraktiker auf.

Inhaltsverzeichnis

Vorwort zur Ratgeberreihe	6
Die Texte des Buches verwenden	8
Besser lernen	10
Durchsetzungskraft	14
Trauerarbeit	18
Magersucht	22
Angst vor Dunkelheit	26
Selbstbeherrschung	30
Aufgeschlossenheit	34
Enttäuschungen verarbeiten	38
Angst vorm Unterrichten	42
Alte Sehnsüchte und Wünsche	46
Zum Schluss	50

Vorwort zur Ratgeberreihe

Alternative Heilweisen finden immer stärker Eingang in die heutigen Behandlungsmethoden, nicht nur der Naturheilkundler und Geistheiler. Trotz der schulmedizinischen Tendenz, nur wissenschaftlich standardisierte und damit für alle Menschen vereinheitlichte Behandlungen anzuwenden, sind zumindest im Bereich ärztlicher Ergänzungsleistungen auch homöopathische und andere alternative Behandlungsformen immer häufiger zu finden. Sicherlich kann über die Motivation, diese Zusatzleistungen anzubieten, trefflich gestritten werden, doch möchte ich anerkennend zur Kenntnis nehmen, dass damit auch der Weg zum alternativen Heilen und damit auch zu den alternativen Heilern, vor allem Heilpraktiker und Geistheiler, für manchen Skeptiker geebnet werden kann. Gleichzeitig wird der Zulauf zu genau diesen Therapeuten und Anwendern auch größer. Die Vielfalt der Behandlungsformen spiegelt dabei die notwendige Individualität von Behandlung wider. Denn obwohl auch die alternative Heilkunde in so manchem Abgrenzungsstreit einzelner Methoden festhängt, wobei ebenfalls wirtschaftliche Interessen dazu führen, dass einige Behandlungsmethoden mit viel Aufwand angepriesen und regelrecht vermarktet werden. Erfahrene Heilkundler wissen, dass auch alternative Heilungsformen Sorgfalt und Ausbildung erfordern. Gleichzeitig gibt es eine Vielzahl an einfachen Behandlungen, die ohne großen Aufwand und ohne langes Theoriestudium erlernt werden können. Mit der Ratgeberreihe *Methoden der alternativen Heilkunst* habe ich ganz gezielt solche Methoden und Techniken ausgesucht, die mit wenig Hintergrundwissen sehr schnell in die Praxis umgesetzt werden können. Viele davon kann man kombinieren und zu einem eigenen Behandlungskonzept zusammenführen. Alle Ratgeber dieser Reihe sind so geschrieben, dass die Leserinnen und Leser sehr schnell mit kleinen Übungen nachvollziehen können, wie und vor allem auch dass die Behandlung wirkt. Der Einsatz am Patienten ist jeweils einfach und ungefährlich, da alle Techniken nicht-invasiv sind, also sehr gut zur Aktivierung der Selbstheilungskräfte eingesetzt werden können. Ich hoffe, allen Heilern, die meine Ratgeber lesen, mit interessanten Ideen und Ansätzen weitere Werkzeuge an die Hand geben zu können, um das eigene Wirken zu ergänzen, zu erweitern oder zu vereinfachen.

Marvin Oswald

Die Texte des Buches verwenden

Ich gehe davon aus, dass sie bereits wissen, liebe Leserinnen und Leser, wie eine Heilhypnose gemacht wird. Es ist ziemlich einfach. In meinem Buch *Heilhypnose in der Praxis* habe ich den grundlegenden Ablauf beschrieben. Natürlich gibt es Künstler der Hypnose und Intensivtherapien mit Trancezuständen, die über die vorgestellte Methode hinausgehen. Mir kommt es vor allem darauf an, mit meiner Ratgeberreihe einfache Anleitungen zu geben und Methoden anzubieten, die auch ohne lange Ausbildung für Beratung, Therapie und Heilung benutzt werden können. Ich möchte hier also nur kurz den Ablauf einer Heilhypnose nennen.

1. Einleitung (Induktion)
2. Körperphase (Entspannung, Katalepsie)
3. Hauptteil (gezielte Veränderungsarbeit)
4. Dehypnose (Rückorientierung)

Mit diesen vier Schritten können sie eine einfache aber zugleich sehr wirkungsvolle Heilhypnose durchführen. In dem kleinen Ratgeber, den sie gerade lesen, konzentriere ich mich auf den Punkt 3, also den Teil der Heilhypnose, in dem die gezielte Veränderung eingeleitet wird. Ich habe ihnen hierzu zehn Beispieltexte abgedruckt, die sie in ihre Sitzungen einbauen können. Es handelt sich um Suggestionstexte, die die gleiche Wirkung wie Affirmationen oder Glaubenssätze haben. Leiten sie immer zuerst sorgfältig und in Ruhe die Heilhypnose ein und lassen sie Geist und Körper des Patienten zur Ruhe kommen. Benutzen sie dann einen Text aus diesem Ratgeber. Lesen sie ihn langsam vor. Lassen sie immer wieder Pausen, damit sich der Patient auch innerlich auf das Gesagte einstellen kann. Beenden sie die Heilhypnose dann immer mit einer Dehypnose, damit der Patient sich auch wieder gründlich und vollständig zurück orientiert und wach wird. Natürlich können sie die Texte auch in andere Techniken einbauen, beispielsweise in die energetische Arbeit mit Reiki oder Quantenheilung oder in Meditationen. Die Person, der sie einen Text vorlesen, sollte in einem Entspannungszustand sein, am besten in einer stabilen Trance. Wie sie sicherlich wissen, wird ein solcher Zustand auch beim autogenen Training, bei Energiearbeit und bei Meditationen erreicht. Eine gewisse Wirkung tritt sogar bei Wachsuggestionen ein. Wählen sie nun den geeigneten Text für ihre nächste Sitzung und probieren sie die Heilhypnose damit aus. Orientieren sie sich an den Überschriften, die jeweils das Thema der Suggestionen benennt.

Besser lernen

... Du willst deine Disziplin beim Lernen verbessern, willst dich mit Ausdauer und Begeisterung auf eine Sache fokussieren können und dran bleiben ... Wirklich erstaunlich, wie schnell du das erreichen kannst, indem du diese innere Entscheidung getroffen hast ... Disziplin und Durchhalten hat sehr viel mit Entscheidung zu tun ... und du hast entschieden ... Du bist dir absolut sicher ... Du kannst konsequent und lange lernen ... dabei alle Inhalte gut verarbeiten ... und dir einprägen ...

... Du stellst dich ganz und gar darauf ein ... Aufmerksamkeit und Ausdauer mit Begeisterung ... Disziplin und Durchhalten mit Freude ... genau so ist es richtig ...

... Dein tiefes Inneres hilft dir dabei, die Energie deines Körpers für dich bereit zu stellen ... Häufig war es die Ablenkung, die deine Konzentration gestört hat, jetzt soll es anders werden ... Jetzt änderst du das ... Du freust dich geradezu darauf, ab sofort mit Freude und Genugtuung sehr viel Disziplin aufzubringen ... beim Lernen dran zu bleiben und das abzuarbeiten, was du dir vorgenommen hast ...

... Du stellst dich darauf ein, deine gesamte Energie und Achtsamkeit für die Aufgabe aufzuwenden, die du gerade tust ... Sobald du entscheidest, eine Aufgabe konzentriert anzugehen, fokussierst du dich so sehr darauf, dass deine gesamte Energie dafür zur Verfügung steht ... Nichts ist wichtiger als die Aufgabe, die du dir vornimmst ... Nichts ist schöner als die Aufgabe, die du dir vornimmst ... Nichts ist erfüllender als die Aufgabe, die du dir vornimmst ... und nichts und niemand kann dich davon abhalten, dein Lernziel so schnell wie möglich zu erreichen ...

... Andere Inhalte und Themen sind dir vollkommen gleichgültig, wenn du entschieden hast, gezielt zu lernen ... Ist es nicht herrlich, wie schnell dein Unterbewusstsein sich darauf einstellt, genau das zu ermöglichen? ... Ausdauer mit Freude ... Disziplin mit Begeisterung ... Konzentration mit Wachheit ... Lernen mit Klarheit ... wirklich erstaunlich ... wirklich erstaunlich ...

... Es gibt diese besondere Aufgabe oder dieses besondere Thema, mit dem du dich häufig beschäftigst ... In der Vergangenheit hast du die Erfahrung gemacht, dass du mehr Disziplin und Aufmerksamkeit hättest brauchen können ... Genau darauf kommt es an ... Disziplin und Aufmerksamkeit ... Du willst dich durch nichts und niemanden mehr ablenken lassen ... Nichts und niemand lenkt dich von deiner Arbeit ab ...

... Von Tag zu Tag fällt es dir sogar leichter, dich auf genau eine Aufgabe zu konzentrieren, auf genau die Arbeit, die du dir vorgenommen hast ... im Augenblick zu leben, wenn du eine Arbeit erledigen willst ... Dein tiefes Inneres stellt diese Kraft jetzt endlich zur Verfügung ... Dein tiefes Inneres stellt jetzt endlich diese Bereitschaft zur Verfügung, weil du es heute so entschieden hast ... So einfach kann das sein ... weil du es entscheidest ... weil es deine eigene Entscheidung ist ... deine Entscheidung ...

... Dein Körper stellt sich darauf ein, Motivation zur Verfügung zu stellen ... Jede Zelle deines Körpers richtet sich darauf ein, dich beim Lernen zu unterstützen .. dir die notwendige Kraft zu geben und gleichzeitig Ruhe und Entspannung ... In Ruhe die Aufgaben zu erledigen ist dein Ziel ... Mit Überblick die Aufgaben zu erledigen ist dein Ziel ... Mit Disziplin und Achtsamkeit die Aufgaben zu erledigen ist dein Ziel ...

... Und erstaunlich ist vor allem, dass du das alles schon heute schaffen kannst ... Heute ist der Startpunkt der neuen Konzentration und Aufmerksamkeit ... Mit Freude kannst du deine Aufgaben erledigen ... Du denkst jetzt schon an den Erfolg, den du mit einer stärkeren Disziplin erreichen wirst ... Du lässt in dir Bilder entstehen von dem Erfolg ... besser noch von den vielen Erfolgen, die du mit stärkerer Konzentration erreichen wirst ... Du freust dich darauf, bessere Ergebnisse zu bekommen als du erwartet hattest ... Du freust dich darauf, Ziele zu erreichen, die noch vor einiger Zeit nicht leicht zu erreichen waren ...

... Dein Erfolg wird jetzt vorbereitet ... in genau diesem Moment ... Du bist erfolgreich durch Disziplin und Ausdauer ... Deine Erfolgszeit ist da ... hier und heute ... Du bist erfolgreich ... Du machst dir klar, wie viel Konzentration du jetzt schon aufgebracht hast, in diesem Augenblick ... Vielleicht ist es dir überhaupt nicht so vorgekommen ... Genau so ist es ab sofort ... Du konzentrierst dich gelassen und entspannt ... so wie jetzt ... Jetzt bist du auch sehr konzentriert, sehr fokussiert und diszipliniert, fühlst aber auch Ruhe ... Das ist es ... Du kannst es schon ... Du hast es verstanden .... Du machst es bereits richtig ... Du kannst dich konzentrieren und dabei gut fühlen ... genau wie jetzt ... genau so wie jetzt ...

Durchsetzungskraft

... Du hast beschlossen, nun endlich deine Ansprüche ernst zu nehmen und für dich selbst einzutreten ... deine Meinung und deinen Willen ganz nach vorne zu stellen ... so weit nach vorne, dass du selbst immer und jederzeit deutlich spüren kannst, was du brauchst und was du erreichen willst ...

... Du weißt, dass eine gute Vorbereitung besonders wichtig ist, wenn du dich zukünftig und in bestimmten Situationen endlich durchsetzen willst ... Du hast gelernt, wie das geht, unnachgiebig zu sein und auch einmal stur ... auf deinen Zielen und Absichten zu bestehen .... Wirklich gut, dass du bereits alles kannst und alles weißt, was du brauchst ...

... Doch heute geht es um die ganz tiefe innere Vorbereitung, denn die ist ganz besonders wichtig ... Die heutige Vorbereitung hilft dir, tatsächlich genau das durchzusetzen, was du auch wirklich erreichen willst ... und fest auf deinem Standpunkt zu stehen ... ihn selbstsicher und stark zu vertreten ... Das ist dein Ziel ... Sehr bemerkenswert, wie gut du dich in genau diesem Moment auf dieses Ziel konzentrieren kannst ...

... Dazu malst du ein großes Schild, das dir jeden Tag wichtige Hinweise gibt ... dich an alle deine guten und hilfreichen Fähigkeiten erinnert und sie aktiv hält ... dein ganz persönliches Richtungsschild ... Es liegt vor dir, vollkommen weiß und noch leer ... denn du selbst wirst es zeichnen ... Du beschriftest es mit deinen tiefen Fähigkeiten, die du genau jetzt entdeckst ... alt gewachsene Stärke, die du heute wieder findest ...

... Du beginnst genau jetzt damit, das Richtungsschild mit Zeichen zu versehen ... mit deinen eigenen Fähigkeiten, mit deinem Potenzial ... mit all deiner Erfahrung ... mit den besten Hinweisen für dein neues Durchsetzungsvermögen ... Hierzu zeichnest du fünf besondere Symbole oder Zeichen auf dein Richtungsschild ... auf das Schild, das dir immer wieder zeigt, worauf es ankommt ...

... Wähle als erstes ein Zeichen für Selbstvertrauen ... Selbstvertrauen ist deine Macht ... Selbstvertrauen gibt dir Vorsprung ... Dein Selbstvertrauen ist ein wichtiger Schritt zu deinem Erfolg ... Wirklich erstaunlich, wie viel Selbstvertrauen tief in dir wartet und genau jetzt wieder stark wird ... Entscheide dich jetzt für ein Zeichen, das dieses besonders starke Selbstvertrauen darstellt ... Zeichne es auf dein persönliches Schild ... und immer, wenn du dein Plakat anschaust oder es bei dir trägst, steht dir dein starkes Selbstvertrauen jederzeit vollständig und schnell zur Verfügung ...

... Wähle nun ein Zeichen für deinen Mut ... Mut gibt dir Sicherheit ... Mut bedeutet, auch Rückschläge aushalten zu können und dann noch einmal nach vorne zu gehen ... Dein Mut ist ein wichtiger Schlüssel zu deinem neuen Durchsetzungsvermögen ... zu deiner neuen Kraft ... Wirklich beachtlich, wie viel Mut du tatsächlich schon besitzt ... Entscheide dich jetzt für ein Zeichen, das diesen Mut darstellt, damit er noch stärker wird ... Zeichne das Symbol auf dein Richtungsschild ... und jedes Mal. wenn du dein Plakat anschaust oder es bei dir trägst, steht dir dein neuer und starker Mut jederzeit vollständig und schnell zur Verfügung ...

... Wähle als nächstes ein Zeichen für deine Ausstrahlung ... Deine Ausstrahlung ist die Ausstrahlung von Stärke und angemessener Härte ... Deine Ausstrahlung begeistert deine Mitmenschen ... Deine Ausstrahlung ist ein wichtiger Schlüssel zu deinem Erfolg ... Wirklich erstaunlich, wie viel Ausstrahlung du tatsächlich schon besitzt ... Entscheide dich jetzt für ein Zeichen, das diese Ausstrahlung darstellt ... Zeichne es auf dein Richtungsschild ... und jedes Mal, wenn du dein Schild anschaust oder es bei dir trägst, steht dir deine sichere Ausstrahlung jederzeit vollständig und schnell zur Verfügung ...

... Wähle als nächstes ein Zeichen für deinen baldigen Erfolg ... Erfolg ist dein festes Ziel ... Erfolg ist dein festes Ziel ... Ganz bemerkenswert, wie oft du schon erfolgreich warst ... wie viel Erfolgspotenzial du tatsächlich schon besitzt ... Entscheide dich jetzt für ein Zeichen, das deinen Erfolg darstellt ... Zeichne es auf dein Richtungsschild ... und jedes Mal, wenn du dein Schild anschaust oder es bei dir trägst, steht dir deine Erfolgskraft jederzeit vollständig und schnell zur Verfügung ...

... Jeden Tag schaust du dein Richtungsschild vor deinem inneren Auge an ... und immer trägst du es bei dir ... ab sofort ... Dein Schild zeigt dir jeden Tag deine neue und gute Richtung ... Die Richtung zu Durchsetzungskraft und Stärke ... die Richtung zu deinem Erfolg ... zu deinem Erfolg ...

Trauerarbeit

... Du willst heute Abschied zu nehmen ... Der Tod hat dich von einem geliebten Menschen getrennt ... Das hat dich sehr traurig gemacht, dir fast den Boden unter den Füßen weg gezogen ... Nun willst du gleichzeitig zu deiner berechtigten Trauer nach vorne schauen ... wieder zurecht kommen und dein Leben weiter leben ... konstruktiv und auch wieder mit Freude ...

... Du denkst also heute zurück, um noch einmal das Gemeinsame zu ehren ... das Unerledigte loszulassen ... und das Unausgesprochene heute für dich auszusprechen ... oder das, was du einfach noch sagen willst ... Wirklich beachtlich, wie konstruktiv du deinen Trauerprozess angehst und wie sehr du dich deinen Gefühlen des Verlustes stellst ...

... Tief in dir hast du Bilder von allen Menschen, die du kennst ... wie ein riesiges Fotoalbum in deinen Gedanken ... Alle Situationen und Ereignisse, alle Erlebnisse, sogar Wünsche und Fantasien sind tief in dir abgespeichert ... und sobald du an ein bestimmtes Ereignis oder an eine bestimmte Person denkst, kannst du ein passendes

Bild dazu betrachten ... oder eine Szene wie in einem Film ...

... Du findest jetzt also ein Bild des lieben Menschen, der gestorben ist ... Das Foto zeigt dir ein ganz typisches Bild, so wie du diesen Menschen am ehesten gesehen hast ... Du schaust das Foto an ... Dabei werden Erinnerungen in dir wach ... Es fällt dir ein, wie das ablief, als ihr euch zum ersten Mal bewusst begegnet seid ... vielleicht nur ein kurzer Moment der Aufmerksamkeit, der euch zusammengeführt hat ... oder eben das Schicksal, das es so wollte ... Die Bilder der Erinnerung werden wach ... Es ist gerade so, als wärest du in dieser vergangenen Zeit ... könntest noch einmal als Besucher erleben, wie das damals war ... Du lässt diese Stimmung auf dich wirken und kannst sie auch oder gerade in deiner Trauer genießen ...

... Dann findest du ein Bild aus anstrengenden Zeiten ... Das Foto zeigt dir, dass ihr so manche Belastung gemeinsam angepackt habt ... Dann habt ihr es geschafft, und es kamen auch wieder bessere Zeiten ... Du spürst noch einmal, wie befreiend es war, als es besser wurde, als wirklich bessere Zeiten kamen ... So kommt es auch jetzt, weil du deine Trauer aktiv bearbeitest ... So kommt eine leichtere Zeit, in der du dich wieder richtig freuen kannst ... dein Leben gestalten und bald schon wieder genießen kannst ...

... Du findest als nächstes ein Bild aus der schönsten Zeit, die ihr miteinander verbracht habt ... Ganz von selbst zeigt sich dir dieses Foto, das sodann zum Leben erwacht ... Es ist, als könntest du jetzt noch einmal in diese Zeit eintauchen ... Du bist ein Besucher in dieser Zeit und lässt die Stimmung von damals noch einmal auf dich wirken ... Du fühlst dich ein und spürst noch einmal das schöne Gefühl der gemeinsamen Erlebnisse und Ereignisse, der wirklich schönen Zeit ... Ist es nicht erstaunlich, dass du in jedem Moment deines Lebens in Gefühle der Erinnerung eintauchen kannst? ... so als wäre Gestern Heute und Heute Morgen ... So gelingt es dir in genau diesem Moment, ein schönes Gefühl zu verspüren und es tatsächlich in der Gegenwart zu fühlen ... denn es ist da ... das gute Gefühl ...

... Vielleicht war aber auch jede Zeit auf ihre eigene Art und Weise schön ... Alles hat seinen Sinn und jede Herausforderung lässt uns lernen ... so waren vielleicht auch schwere Zeiten im Nachhinein ein Gewinn ... und dir gelingt es heute ganz besonders, alle Gefühle als konstruktiven Teil deines Lebens zu betrachten, als Teil, der dich das Leben spüren lässt ...

... Dann fällt dir ein ganz besonderes Bild in die Hand ... eines, das eine ganz besondere und persönliche Bedeutung hat ... Es zeigt sich ganz von alleine ... Lass das Bild auf dich zukommen ... Nimm es einfach an, was auch immer dir dieses Foto zeigt ... das besondere Bild deiner Erinnerung ... Du weißt, warum dir gerade dieses Bild einfällt ... Du verbindest damit ein tiefes inneres Gefühl ... Lass dieses Gefühl ganz da sein ...

... Wenn du jetzt auf dein Gefühl achtest, kannst du die tiefe Verbindung zu dem Menschen spüren, der von dir gegangen ist ... Es gibt sicherlich etwas, was du sagen möchtest ... Du kannst das jetzt tief in deinem Inneren tun, nur für dich ... still und leise ... sage jetzt in Ruhe alles, was du noch sagen möchtest bis du meine Stimme wieder hörst ...

... ...

... Nun konntest du alles Wichtige noch aussprechen ... alles sagen, was du diesem Menschen noch sagen oder mit auf den Weg geben willst ... Es ist nun Zeit, dich für heute zu verabschieden ... Verabschiede dich jetzt in aller Ruhe ...

Magersucht

... Du denkst häufig darüber nach, warum es so gekommen ist, dass du das Essen so oft abgelehnt hast ... Du hast bereits viele Therapien hinter dir, manche auch unter Druck und Zwang ... Doch jetzt willst du es verstehen, willst erkennen, warum es eigentlich so gekommen ist ... und du willst dich befreien ... befreien von der Magersucht und wieder leben ...

... Du kennst das Gefühl, dich selbst vollkommen schwach und klein zu fühlen, keine Macht und keine Entscheidungsfreiheit mehr zu haben ... nicht mehr wirklich selbst zu entscheiden, was du tust ... dein Leben nicht so lenken und beeinflussen zu können, wie es notwendig wäre ... Du kennst das Gefühl, von außen bestimmt zu sein und weißt auch, dass du selbst nie aufgehört hast, zu versuchen, wieder selbst zu bestimmen ... Dann erschien es dir, dass die Verweigerung des Essens das einzige war, was dir niemand nehmen konnte, was dir niemand verwehren konnte ...

... Das konntest du bestimmen und das war dein Weg, Kontrolle zu übernehmen, doch es hat dich krank gemacht ... Es hat dir geschadet ... Das willst du heute ändern ... Du hast erkannt, dass du nun einen konstruktiveren Weg gehen kannst ... Du beginnst diesen Weg jetzt ...

... Du kennst einen großen Teil deiner inneren Wahrheit, weißt, was in deinem Leben dazu geführt hat, dass du dich so schwach gefühlt hattest ... doch du kannst heute etwas finden, was dir noch nicht klar war ... Heute kannst du einen wichtigen Hintergrund dafür finden, dass du einen so harten Weg gewählt hättest ... Heute kannst du finden, warum du tief in dir so wenig Macht hattest ... Heute kannst du finden, was dazu geführt hat, dass deine Magersucht entstanden ist ... und heute findest du auch einen Weg da raus ... einen Weg zu deinem Leben zurück ... zu Selbstbestimmtheit und Freiheit ... einen gesunden Weg für dich und deinen Körper ... einen gesunden Weg ...

Tief in dir steigen langsam Bilder auf und nähern sich deiner Wahrnehmung ... vielleicht kommen dir auch zunächst Gedanken und Worte ... dann aber werden es Bilder deiner Erinnerung ...

... Du siehst Bilder von früher, als dein Gewicht noch normal war und du viel mehr gegessen hast ... Du siehst, wie du damals ausgesehen hast ... Du erkennst dich wieder ...

... Du lässt diese Bilder noch einmal wirken und stellst dir vor, dass du so wieder aussehen kannst und dich gleichzeitig dabei wohl fühlen darfst ... Es wird dir schon bald gelingen ... vielleicht auch schon heute ... in genau diesem Augenblick ... genau jetzt gehst du den ersten wichtigen Schritt ... genau jetzt ... gut so ...

... Dann steigen Bilder aus der Zeit im Krankenhaus auf ... Du siehst, wie du dort hingebracht wurdest und wie du behandelt wurdest ... Du siehst Bilder deines Kampfes ... Du kannst dich sehen und erkennen, wie du dich äußerlich verändert hattest ... Du nimmst dir tief in deinem Inneren vor, ab sofort selbst auf dich aufzupassen ... dich wieder gesund zu ernähren, denn du weißt wie das geht ... Wirklich erstaunlich, dass du es schaffst, dich innerlich schon heute wieder vollkommen umzustellen ... Kontrolle zurück zu gewinnen und dich stark zu fühlen ...

... Dann aber steigen ganz besondere Bilder tief in dir auf ... Bilder, die dir zeigen, was dich so ohnmächtig gemacht hatte ... Bilder, die dir zeigen, welche Übermacht es war, gegen die du gekämpft hattest ... Du siehst diese Bilder ganz genau ... Es kommen immer mehr Bilder ... manche kennst du, denn du hast schon mit ihnen gerechnet ... Andere aber sind neu ... Du siehst sie heute zum ersten Mal und, genau die treten ganz in den Vordergrund ... Die neuen Bilder deiner neuen Erkenntnis werden deutlich ...

... Nimm sie einfach an und lass sie einfach da sein ... Wenn du sie jetzt noch nicht verstehen oder noch nicht glauben kannst, dann kannst du dich später mit ihnen auseinander setzen, um sie zu verstehen ... Lass die Bilder da sein ... Lass sie einfach zu ...

... Du nimmst die Eindrücke der Bilder mit, um sie bald noch besser zu verstehen, um etwas Gutes für dich daraus entstehen zu lassen ... Du vertraust darauf, dass diese Erinnerungen dir helfen, wieder frei zu werden ... dass alles, was du erkennst, dich selbst stärker macht und dir zeigt, dass du die Kontrolle über dein Leben halten kannst ... Du erkennst, dass du viel mehr Einfluss hast, als du lange dachtest ...

Angst vor Dunkelheit

... Du hast beschlossen, heute alles zu ändern ... Dein Entschluss steht fest ... Du willst die Angst vor der Dunkelheit jetzt beenden ... Heute übernimmst du wieder die Kontrolle ... Dein Entschluss ist wirklich gut, denn so gewinnst du dein Leben zurück ... kannst wieder allein sein und dich wohl fühlen und sicher ... auch und gerade, wenn es dunkel wird ...

... Wirklich erstaunlich, wie schnell sich deine Körperhaltung schon bei dem Gedanken an deinen inneren Entschluss verändert, selbst jetzt in der Stille der Trance ... weil du die Entscheidung gefällt hast und dich damit schon innerlich ganz darauf eingestellt hast, deine Angst vor der Dunkelheit zu beenden ... ganz bemerkenswert auch, wie sich dein Körper schon darauf einstellt, dass du selbst wieder die Kontrolle übernimmst ... dass du bestimmen kannst, dass sich dein Körper wohl fühlt ... Dein Körper bereitet alles für dich genau so vor, dass du die Kraft und Stärke spürst, vor allem, wenn es dunkel wird ... Und wenn die Dunkelheit dich umgibt, wird dieses Gefühl von Kraft noch stärker ... noch viel stärker und deutlicher ... Du beherrschst die Dunkelheit ...

... Dunkelheit erinnert dich ab sofort immer daran, dass du diese große und stolze Kraft tief in dir hast ... dass du im Dunkeln gelassen und entspannt bleiben kannst ... Du kannst auf deine Fähigkeiten und deine Stärke vertrauen ... ganz fest vertrauen ... Du hast diese Kraft ...

... Du lässt jetzt schon ein inneres Bild davon entstehen, wie gut es sich anfühlt, sobald du die Angst vor der Dunkelheit dann vollkommen überwunden hast und einfach nachts allein bleiben kannst ... Das Besondere dabei ist, dass du dich dabei vollkommen sicher fühlst ... vollkommen sicher ... Vielleicht überrascht es dich selbst, wie schnell das tatsächlich geht ... wie schnell du tatsächlich frei von Angst bist ... wie schnell du tatsächlich mutig und selbstbewusst bist ...

... Dieser Tag ist heute gekommen, denn heute schon stellst du dich darauf ein, so intensiv es irgendwie geht ... Du wirst stärker ... Du wirst entschlossener ... Du wirst mutiger ... Du wirst größer ... Dein Körper nimmt eine immer stabilere Haltung ein, denn du hast jetzt die Kontrolle ... Du kannst deinem Körper sagen, was er tun soll und was er unterlassen soll ... Tatsächlich unterliegen deine Körperreaktionen deinem tiefen Willen ... und du hast diesen Willen, die Angst heute loszulassen ... endlich wieder frei zu sein ... Wenn du ganz deutlich in deinen Körper hinein spürst und ihn bewusst werden lässt, dann kannst du deutlich spüren, wie er sich verändert ... Dein Atem wird weiter ... Dein Brustkorb spürt die Öffnung und Freiheit des tiefen Einatmens ... Ganz erstaunlich, wie deutlich dein Körper deine neue Stärke schon signalisiert ...

... So stellen sich auch deine Gedanken heute darauf ein, frei von Angst zu sein ... Jeden Gedanken an Angst vor der Dunkelheit ersetzt du hier und heute durch den Gedanken an Mut und Sicherheit ... jetzt in diesem Moment, genau jetzt nimmst du diesen Austausch vor ... Jeden Gedanken an Angst vor der Dunkelheit ersetzt du hier und heute durch den Gedanken an Mut und Sicherheit ... Es ist so alltäglich in deiner Vorstellung, dass du es tatsächlich kannst ... viel besser und viel schneller als du dachtest ... Heute kannst du es spüren ... .Du hast die Kraft und Stärke ... Du hast die Macht ... Du fühlst die Entschlossenheit ... Du bist mutig ... Du bist mutig ... stärker als je zuvor ... stolzer als je zuvor ... bereiter als je zuvor ... mutiger als je zuvor ... Jetzt ...

... Es ist jetzt an der Zeit, die Angst vor der Dunkelheit vollkommen loszulassen ... Du machst dir klar, dass die Angst nur eine alte Erinnerung ist ... eine Erinnerung an eine längst vergangene Zeit ... die du nicht mehr brauchst ... Jeder Tag ist der erste, und an jedem Tag kannst du neu beginnen ... mit deiner neuen Kraft und Stärke ... mit deinem neuen Mut ... Ist es nicht ganz hervorragend, dass du dich auch im Dunkeln mit dieser neuen Kraft wohl fühlen kannst? ... So weit bist du schon innerlich gegangen, dass du dich nun befreien kannst von alten Denkmustern und Gewohnheiten ...

... Du bist stark und groß ... und genau so stark und groß bist du, wenn die Dunkelheit kommt ... sogar noch größer und noch stärker, denn in der Dunkelheit willst du noch mehr Kontrolle haben ... denn heute beginnt ein neuer Teil deines Lebens ... ein Abschnitt voller Freiheit und Souveränität ... eine Zeit, die dich immer stärker werden lässt ... Und dein Körper zeigt dir immer noch, wie stark und wie frei du geworden bist ... Achte auf dein Körpergefühl und spüre diese tief Kraft ... diese freie und weite Atmung ... diese Haltung, die dir heute zeigt ... Ja! Ich bin stark ... Ja! Ich stelle mich der Angst ... Ja! Ich besiege die Angst und bin frei ... und werde immer stärker ...

Selbstbeherrschung

... Du hast erkannt, dass es heute an der Zeit ist, sofort wieder die Kontrolle über dich selbst zu gewinnen ... denn heute startet eine neue Zeit ...
... eine Zeit der Veränderung und Erneuerung ...
... eine Zeit des Wandels, denn du hast erkannt, dass es wirklich richtig ist, ab sofort deine Stimmung und deine Impulse selbst zu kontrollieren ... zu beherrschen ... Wirklich erstaunlich, wie schnell es dir gelingt, diesen Willen umzusetzen ... Wahrheit aus deinem Plan zu machen und schon jetzt damit zu beginnen, alle aggressiven Impulse frühzeitig wahrzunehmen und aktiv zu kontrollieren ...

... Du weißt, dass deine innere Entscheidung richtig und gut für dich ist und dass es heute vor allem darauf ankommt, sie genau so umzusetzen, wie du sie getroffen hast ... genau jetzt ...

... Deine Gedanken richten sich vollkommen nach deinem Ziel aus, jede aufkommende Wut sofort zu spüren und ihre Energie sofort konstruktiv zu nutzen ... Wie eine Schlagzeile prägt sich dir der allerwichtigste Gedanke ein, wie ein Grundgesetzt deines Denkens und Handelns: Ich bin stärker als meine Aggression ... denn genau so ist es ... Du bist stärker als deine Impulse ... stärker als deine spontanen Emotionen ... Du kannst deine Stimmung konstruktiv nutzen ... dich beherrschen und überprüfen, was genau dich so wütend macht ...

... Störende Gedanken werden leiser und alle Gedanken, die dein Ziel unterstützen, treten ganz in den Vordergrund ... In deinem Kopf sortieren sich alle Gedanken wie von selbst ... ... Störende Gedanken werden aussortiert ... ... Dein Inneres weiß, welche Gedanken dich in der Vergangenheit von deinen Zielen ablenken konnten ... Doch jetzt ist es vollkommen anders ... Jetzt tritt dein Ziel ganz in den Fokus deiner Gedanken ... Dein Ziel wird immer klarer und deutlicher: Aggression konstruktiv umwandeln ... in Kraft, die du zur Selbstkontrolle nutzen kannst ... genau so ...

... Fantastisch, wie gut du dich darauf konzentrieren kannst und diesen Gedanken stärken kannst ... ... wie es dir gelingt, deine Gedanken auf dein Ziel hin auszurichten ... ... Aggression beherrschen und mehr noch: Aggression loslassen, denn du brauchst sie nicht, absolut nicht! ... Aggression ist unsinnig ... Du lässt sie los ... Wo bisher Aggression war, entwickelst du wirkliche Kraft, die du zur Selbstkontrolle nutzt ...

... Dann informiert dein Kopf deinen gesamten Körper, denn jede Zelle deines Körpers kann und wird dein Vorhaben heute stützen ... Dein Körper stellt all seine Kraft und Stabilität zur Verfügung, um dich zu unterstützen ... In der Ruhe liegt die Kraft, und genau so ist es in diesem Moment ... Du kannst die Ruhe genießen, die schöne Entspannung deines Körpers und dabei mobilisiert er für dich Kraft und Stärke ... Kraft und Stärke zur Selbstkontrolle ...

... Mit einem kräftigen Atemzug kannst du deinen Körper noch deutlicher informieren, dir zu helfen ... Er nimmt dann eine stabile und gleichzeitig ruhige Haltung an ... Genau so ... genau so ist es richtig ... Du kannst es ... Du machst es richtig ... So gelingt es ...

... Du kontrollierst deinen Körper und damit auch die Energie deines Körpers ... Ganz tief in deiner inneren Mitte sitzt die Welt deiner Gefühle und Stimmungen ... Dort liegt auch das gute Gefühl des Erfolges ... Das Gefühl, das dir hilft, dein Ziel so schnell wie möglich zu erreichen ... ... Jetzt schon die ersten wichtigen Schritte zu gehen ... In genau diesem Moment zu beginnen und alles anders werden zu lassen ... ... Du fängst heute schon damit an, deinen Körper und deine Stimmung zu kontrollieren ... heute schon ... genau jetzt ... So wirst du viel gelassener und ruhiger ... viel ruhiger ... Du kannst die neue Freiheit tief in dir spüren, doch es geht noch mehr ...

... Dein Unterbewusstsein stellt sein Potenzial zur Verfügung, um die starken Gefühle des Erfolges und des Stolzes stärker zu machen ... mit jedem Atemzug stärker ...

... Ist das nicht einfach, dein Unterbewusstsein für dich arbeiten zu lassen? ... diese Hilfe anzunehmen und damit deine Ziele noch schneller zu erreichen? ... Du machst es selbst, tief in dir bist es genau du, der all das möglich macht ... So stark bist du, so erfahren und mutig ... so entschlossen, die Aggression und die Impulse der Gewalt loszulassen, dass es genau in diesem Augenblick schon gelingt ... Du denkst voraus und erkennst, wie viel Freiheit und Zufriedenheit du dann gewonnen hast, sobald deine Ziele voll erreicht sind ... ... Und jeden Tag erreichst du ein Stück deiner Ziele, bist jeden Tag ein Gewinner auf deinem Weg ... ... Du beherrschst die Aggression, denn du hast die Kontrolle über dich selbst ... So ist es gut ... so ist es richtig ...

Aufgeschlossenheit

... Deine Entscheidung steht fest ... Du wirst ab sofort neue Menschen treffen und diesen ganz aufgeschlossen und mit großem Interesse begegnen ... Denn heute startest du neu ... veränderst und erneuerst ... denn du hast heute entschieden, dass du ab sofort mit Vertrauen und Offenheit auf andere Menschen zugehen wirst ... Ganz beachtlich, wie gut es dir gelingt, diese Entscheidung heute schon umzusetzen ... deinen Plan genau jetzt zu realisieren und genau jetzt damit anzufangen, Kontakte zu finden und aktiv zu gestalten ... mit Selbstvertrauen und mit Spaß daran ...

... Du spürst, dass deine eigene Entscheidung richtig und gut ist und dass es jetzt ganz besonders wichtig ist, sie genau so umzusetzen, wie du selbst sie heute getroffen hast ...

... Deine Gedanken richten sich ausschließlich nach deinem Ziel ... sie konzentrieren sich ganz darauf, mit Neugier und Freude selbst fremde Menschen anzusprechen und etwas über sie zu erfahren ... Es entsteht dieser besondere Gedanke, dieser ganz besondere Gedanke, der dir sagt Ich bin bei meinen Mitmenschen willkommen ...

... Andere Ideen werden schwächer und alle Pläne, die dein Ziel unterstützen, treten jetzt ganz in den Vordergrund und werden stark ... In deinem Kopf ordnen sich alle Gedanken wie von selbst ...
... Störende Gedanken werden bedeutungslos ... Dein Unterbewusstsein weiß ganz genau, welche Gedanken dich früher von deinen Zielen ablenken konnten ... Doch jetzt ist alles anders ... Heute startest du neu ... Jetzt wird deine Entscheidung zum Leitgedanken ... Deine Entscheidung wird immer klarer und deutlicher ... Du freust dich immer stärker darauf, neue Menschen kennen zu lernen ...

... Unglaublich, wie gut du dich darauf konzentrieren kannst und diesen Gedanken stärken kannst ... erstaunlich, wie es dir gelingt, deine Gedanken auf deine Ziele zu lenken ...

... Dein Kopf informiert deinen gesamten Körper, denn all deine Gedanken bilden sich in der Haltung deines Körpers ab ... ... Dein Körper stellt all seine Kraft und Stabilität zur Verfügung, um dich zu unterstützen ... ... Dein Körper nimmt also diese Haltung der Kraft und Stärke ein, die Haltung der Aufgeschlossenheit und der Freude ... genau so ... Du machst es richtig ... Du kannst es ... So gelingt es ...

... In deinem Körper kannst du auch deine Gefühle und Stimmungen spüren ... Sie zeigen sich als dein Bauchgefühl ... und genau dort liegt auch das gute Gefühl des Erfolges ... das Gefühl, das dir am meistens hilft, deine Ziel so schnell wie möglich zu erreichen ... heute schon die ersten ganz wichtigen Schritte zu gehen ... in genau diesem Augenblick zu beginnen und alles anders werden zu lassen ...

... Du schaffst es ... Du kannst auf Menschen zugehen und sie ansprechen ... du kannst ein freundliches und interessantes Gespräch anfangen ... Es ist leichter als du dachtest ... viel leichter als du dachtest ... ganz leicht ...

... Du spürst dieses Gefühl in dir, das dir hilft ... Du hast diese Stimmung in dir, die dir immer wieder sagt ... Ich schaffe das ... Ich bin bei meinen Mitmenschen willkommen ... Du kannst sie tief in dir spüren, doch es geht noch viel mehr ... Dein Unterbewusstsein stellt seine Kraft zur Verfügung, um die starken Gefühle des Erfolges und des Stolzes stärker zu machen ... mit jedem einzelnen Atemzug stärker ...

... Ist das nicht wunderbar, dein Inneres für dich arbeiten zu lassen ... seine Unterstützung zu nutzen und damit deine Ziele noch viel schneller zu erreichen? ... Du machst es selbst, und du machst es genau richtig ... denn tief in dir bist es genau du, der all das möglich macht ... So stark bist du, so unnachgiebig und geradezu stur ... so entschlossen, jetzt ist deine Zeit gekommen ... die Zeit neuer Freundschaften ... die Zeit, aus dir heraus zu gehen ... die Zeit deines Erfolges ...

... Du stellst dir vor, wie es sein wird, du machst dir ein Bild davon, wie schön das ist, ganz locker und unbefangen auf Menschen zuzugehen ... Es ist ganz einfach, weil du es so beschlossen hast ... Du denkst bereits voraus und erkennst, wie viel Freiheit und Zufriedenheit du dann gewonnen hast, sobald deine Ziele voll erreicht sind ... sobald du vollkommen locker und weit aufgeschlossen anderen gegenüber bist ...

... Und jeden Tag setzt du ein Stück deines inneren Planes um, erreichst ein Stück deines Zieles ... und schon bald das ganze Ziel ... So ist es richtig, und so bist du erfolgreich ... Dein Weg ist ein guter Weg ... der Weg zu den Menschen ... der Weg zu deiner Zufriedenheit ...

Enttäuschungen verarbeiten

... Du kennst das Gefühl der Enttäuschung, weil du gerade erst Erlebnisse hattest, die mit genau diesem Gefühl zu tun hatten ... Du hast entschieden, dass genau dieses Gefühl der Leere und des Versagens, das Gefühl, dich selbst verloren zu haben, nun aufgelöst werden soll ... Du willst jetzt wieder nach vorne blicken und Mut finden ... Mut und Zuversicht ... Eine wirklich gute Entscheidung hast du da getroffen, denn damit hast du dich für dich selbst entschieden ... Mut und Zuversicht ... Das ist es, was du nun am meisten brauchst und auch tatsächlich finden kannst ... Mut und Zuversicht ...

... Du konntest deine Enttäuschung in deinen Gedanken spüren ... in deinem Gefühl und in deiner Stimmung ... Deine Gedanken fragen, wie es dazu kommen konnte, wieso du dich so geirrt hast und an deiner Hoffnung festgehalten hattest ... Nun soll es anders sein ... Deine Gedanken richten sich wieder auf dich selbst aus ... darauf, die Vergangenheit loszulassen und nach vorne zu blicken ... die Gegenwart wieder als Herausforderung zu begreifen ... genau das ist sie auch ... eine Herausforderung, der du dich mutig stellst ... Wirklich erstaunlich, wie gut es dir gelingt, jetzt schon wieder nach vorne zu sehen und dein Leben als Herausforderung zu sehen ... trotz oder gerade wegen aller Enttäuschungen weiter zu machen und dir selbst zu sagen: Ja, ich nehme das Leben an ... Ja ich mache weiter und will wieder Vertrauen in andere finden und vertrauen in mich selbst ...

... Dein Körper ist jetzt im Zustand der Entspannung und mit jedem Atemzug kann er noch tiefer entspannen ... noch mehr zur Ruhe kommen und loslassen ... Dein Körper zeigt dir, wie es dir wirklich geht ... Er sendet dir Hinweise zu deinen Stimmungen und Gefühlen ... Er hat dir das Gefühl der Enttäuschung gesandt, dass du vielleicht sogar jetzt in diesem Augenblick auch spüren kannst ... Er sendet dir aber auch andere Signale ... Jetzt zum Beispiel das Signal der Ruhe und Entspannung ...

... Wenn du dich auf deine Atmung konzentrierst und genau auf dein Körpergefühl achtest, dann kannst du jetzt sogar fühlen, dass dein Bauchgefühl dir sagt, dass du Kraft und Stolz in dir trägst ... hinter all den Enttäuschungen und Zurückweisungen wartet dein Stolz, deine Kraft ... deine eigene Energie ... Du bist heute dazu bereit, einen großen Schritt zu gehen ... Du bist dazu bereit, dich selbst neu aufzustellen ...

... Du bist dazu bereit, wieder mit Vertrauen und Selbstvertrauen das Leben in die Hand zu nehmen ... mit Vertrauen und Selbstvertrauen ...

... Je mehr es dir gelingt, deinen Körper jetzt zu fühlen, umso stärker wird das Vertrauen, das du jetzt brauchst ... Je mehr es dir gelingt, deine Atmung jetzt bewusst zu fühlen, umso deutlicher wird das Gefühl des Selbstvertrauens in dir ...

... Du hast diese besondere Fähigkeit in dir, wieder Vertrauen zu dir selbst aufzubauen ... Du hast diese besondere Fähigkeit tief in dir, wieder stolz und souverän zu sein ... Du hast diese besondere Fähigkeit in dir, dich wieder auf andere Menschen einzulassen ... Du hast diese besondere Fähigkeit in dir, das Leben wieder als besondere Herausforderung zu betrachten ... Deine Herausforderung beginnt heute ... in genau diesem Augenblick ... deine Herausforderung beginnt jetzt ... jetzt ...

... So stellt sich auch deine Stimmung um, dein tief liegendes Gefühl ... Das Gefühl der Freiheit wird immer stärker, mit jedem Atemzug stärker ... Frei bist du geworden, weil deine Enttäuschung auch das Ende einer Täuschung war ... das Ende einer Täuschung ... Nun hast du die Möglichkeit, vieles zu ändern, dich selbst so aufzustellen, dass nur du die Kontrolle über dein Leben hast ... dass du selbst bestimmst, wie schnell und wie tief du dich einlässt ... Dann ist da auch das Gefühl des Erfolges ... Erfolg, denn du hast die Enttäuschung überstanden ... Du hast erkannt, dass du nun selbstbestimmt handeln willst ...

... Du bist einen großen Schritt nach vorne gegangen und hast wieder die Kontrolle übernommen ... und wenn du denkst, dass du noch mehr Kontrolle und Macht übernehmen solltest, kannst du dich jetzt genau darauf einstellen ... Wer hätte mehr Einfluss auf dein Leben verdient als du selbst? ... Du bestimmst, was sein darf, und du bist erfolgreich ... erfolgreich, weil du gelernt hast, dein Leben wieder als Herausforderung zu betrachten und neu anzupacken ... Du hast die Kraft, jede Enttäuschung als Lernprozess zu verstehen und zu erkennen, dass auch die Enttäuschung dich stärker macht ... Wirklich erstaunlich, wie viel du bereits aus all deinen Enttäuschungen lernen konntest ...

Angst vorm Unterrichten

… Du bist Lehrer und Mentor, stehst für Lernende zur Verfügung und gibst dein Wissen und Können weiter … Wie gut, dass so viele Menschen von deinen Fähigkeiten und von deiner Erfahrung profitieren können … Du hast die besondere Gelegenheit, anderen zu zeigen, was du kannst … Das willst du mit Mut und Sicherheit tun … Du willst dich sicher und wohl fühlen, wenn du unterrichtest …

… Deshalb stellst du dich heute innerlich neu auf … Hierzu machst du dir klar, welche Fähigkeiten und Eigenschaften du am besten gebrauchen kannst, um ein guter Lehrer zu sein … um mit Mut und Freude in deinen Unterricht oder deine Ausbildungen zu gehen und einen schönen Erfolg daraus zu machen …

… Als Lehrer hast du sicherlich eine Tafel … Auf dieser Tafel kannst du das notieren, was für die Lernenden besonders wichtig ist, was sie auf jeden Fall immer abrufen sollten … So erstellst du heute eine Liste für dich selbst … Du schreibst die Punkte auf deine Tafel, die für deinen Erfolg als Lehrer besonders wichtig sind …

... Als erstes schreibst du das Wort *Ruhe* an deine Tafel, denn Ruhe ist sehr hilfreich ... Jetzt, in genau diesem Augenblick, hilft dir die Ruhe, dich zu entspannen und dir alles genau vorzustellen ... In deinem Unterricht hilft dir die gleiche Ruhe, ein schönes Seminar oder eine tolle Unterrichtsstunde zu gestalten ... Lass vor deinem inneren Auge ein Bild davon entstehen ... Betrachte, wie dein Unterricht ruhig und schön verläuft ... Erkenne, dass das vor allem mit deiner ruhigen Ausstrahlung zu tun hat ... Lass dieses Bild deiner ruhigen Ausstrahlung in Ruhe wirken ... in aller Ruhe ... Wirklich erstaunlich, wie schnell sich deine Ruhe und deine Gelassenheit auf die Lernenden übertragen ...

... Als nächstes schreibst du das Wort *Spaß* an deine Tafel, denn auch den kannst du gut gebrauchen ... Wenn es dir Spaß macht, Lehrer zu sein, dann macht es auch allen Teilnehmern Spaß, dabei zu sein ... Mit Freude kommt auch Lockerheit und Humor in deinen Unterricht ... Es wird gelacht ... Stell dir jetzt vor deinem inneren Auge vor, wie du selbst lachst und wie alle Schüler oder alle Lernenden lachen, weil es so lustig zugeht in deinem Unterricht ... Humor ist gut und dein Unterricht ist offen für Humor und Witz ...

... Das dritte Wort, das du an deine Tafel schreibst, lautet *Fachwissen* ... denn deine Fachlichkeit ist das, was du an die Lernenden weiter gibst ... Sie profitieren von deinen Fähigkeiten und deiner Erfahrung, eben von deiner Fachlichkeit ... Du machst dir klar, dass du tatsächlich sehr viel kannst und sehr viel weißt und besser noch, dass tatsächlich viele Menschen von deinen Erfahrungen profitieren werden ... dass tatsächlich viele Menschen von deinen Fähigkeiten lernen können ... Du hast diese Kompetenz ... Du hast sie ...

... Dann schreibst du ein weiteres wichtiges Wort an deine Tafel, es ist das Wort *Gelassenheit*, denn auch die kannst du gut gebrauchen ... Was auch immer schief gehen könnte, betrachtest du einfach als Herausforderung, selbst daraus zu lernen und dann ein noch viel besserer Lehrer zu werden ... Du gehst mit dir selbst gelassen um, auch mit kleinen Fehlern, die du vielleicht machst, denn sie machen dich menschlich und zeigen Größe ... Du stellst dir vor deinem inneren Auge vor, wie du mit Charme und Witz über kleine Pannen hinweggehst und sie geradezu weglächelst ... Du nutzt sie sogar um genau darüber zu lachen und mit Freude weiter zu machen ... Das ist es, was dich auszeichnet, dass genau du gelassen bleiben kannst ...

... So liest du noch einmal die Worte ... Ruhe ... Spaß ... Fachlichkeit ... Gelassenheit ... Sie prägen sich dir ganz tief ein ... Ruhe ... Spaß ... Fachlichkeit ... Gelassenheit ... nur diese zählen, und du hast sie ... Ruhe ... Spaß ... Fachlichkeit ... Gelassenheit ... Du freust dich auf deinen Unterricht mit Ruhe ... Spaß ... Fachlichkeit und mit Gelassenheit ...

... Du lässt diese Worte ganz tief in dir wirken ... Diese Fähigkeiten hast du schon sehr lange ... sie warten in dir darauf, dass du sie heute wirklich entdeckst und frei werden lässt ... Du stellst dich mit jeder Faser deines Körpers darauf ein, dass du ein guter und erfolgreicher Lehrer bist ... und das mit Ruhe ... Spaß ... Fachlichkeit ... Gelassenheit ...

Alte Sehnsüchte und Wünsche

... Auch du hast unerfüllte Wünsche, wie wir alle ... Manchmal denkst du vielleicht etwas verbittert darüber nach, vielleicht über vieles, wovon du weißt, dass es auch nicht mehr erfüllt werden kann, weil es gar nicht mehr möglich ist ... Das hat dich auch manchmal traurig gemacht ...

... Du arbeitest heute daran, die unerfüllten Wünsche und Sehnsüchte, die nicht mehr erfüllt werden können, loszulassen ... Diese Wünsche sind immer noch bei dir ... Sie begleiten dich wie kleine Wolken um dich herum ... Wolken der unerfüllten Wünsche und Sehnsüchte ... Mit der Zeit hat dir das Festhalten an den Wünschen immer mehr Platz weggenommen ... Platz für neue und vor allem erfüllbare Wünsche ... Wünsche, die nicht andere dir erfüllen sollen, sondern solche, die du dir selbst erfüllen kannst ... Wirklich erstaunlich, wie schnell du genau in diesem Augenblick erkennst, dass die meisten Sehnsüchte gar nicht mehr von Bedeutung sind ... Sie sind einfach geblieben wie Wolken am Himmel, wenn der Wind still steht ...

... Du kannst sie spüren ... Du kannst sie sehen ... die Wolken, die um dich herum sind ... überall und viel zu viele ... Sie versperren dir oft die klare Schicht auf deine wirklichen Bedürfnisse ... wie ein Nebel ... Heute löst du die Wolken auf ... Es ist Zeit für neue konstruktive und erfüllbare Wünsche ... Jetzt ...

... Da sind die Wünsche aus deiner Kindheit ... Sie begleiten dich als kleine graue Wolken ... Du siehst sie überall ... Doch in genau diesem Moment entschiedest du, dass sie dich verlassen sollen ... und weil du es so entschieden hast, lösen sich die grauen Wolken auf ... eine nach der anderen ... Die alten Wünsche der Kindheit, die du nicht mehr brauchst, lösen sich endlich auf ... Sie verschwinden wie Nebel an einem Sonnentag ...

... und tief in dir entsteht Freiraum für Leben ... Freiraum für Neues ... Freiraum für die wirklich wichtigen Wünsche ... Freiraum für dich ...

... Dann gibt es auch noch alte Wünsche aus deiner Schulzeit ... Wünsche, die in der Zeit vor deiner Jugend entstanden sind ... Diese Wünsche kennst du noch genau ... Sie begleiten dich als kleine blaue Wolken, wie abgestandener Rauch ... Du siehst sie überall ... Doch in genau diesem Moment entschiedest du, dass sie dich verlassen sollen ... und weil du es so entschieden hast, lösen sich die blauen Wolken auf wie der Rauch eines ausgebrannten Feuers ... eine nach der anderen ... Die alten Wünsche der Schulzeit, die du nicht mehr brauchst, lösen sich endlich auf ... Sie verschwinden wie Nebel an einem Sonnentag ...

... und tief in dir entsteht Freiraum für Leben ... Freiraum für Neues ... Freiraum für die wirklich wichtigen Wünsche ... Freiraum für dich ...

... Als nächstes beschäftigst du dich mit den Wünschen deiner Jugendzeit ... Auch da blieb vieles, was du dir erhofft hattest, unerfüllt ... Diese unerfüllten Wünsche sind als weiße Wolken um dich herum ... Du siehst sie überall ... lauter kleine weiße Wolken ... Doch in genau diesem Moment entschiedest du, dass sie dich verlassen sollen ... und weil du es so entschieden hast, lösen sich die weißen Wolken auf ... eine nach der anderen ... Die alten Wünsche der Jugend, die du nicht mehr brauchst, lösen sich endlich auf ... Sie verschwinden wie Nebel an einem Sonnentag ...

... und tief in dir entsteht Freiraum für Leben ... Freiraum für Neues ... Freiraum für die wirklich wichtigen Wünsche ... Freiraum für dich ...

... Es gibt aber auch Wünsche aus der Zeit deines erwachsenen Lebens ... Natürlich kennst du auch diese gut ... Du weißt, welche Wünsche das waren ... ... Sie umgeben dich als grüne Wolken ... Du siehst sie überall ... Lauter grüne Wolken ... Doch in genau diesem Moment entschiedest du, dass sie dich verlassen sollen ... und weil du es so entschieden hast, lösen sich die grünen Wölkchen auf ... eine nach der anderen ... Die alten Wünsche der erwachsenen Zeit, die du nicht mehr brauchst, lösen sich endlich auf ... Sie verschwinden wie Nebel an einem Sonnentag ...

... und tief in dir entsteht Freiraum für Leben ... Freiraum für Neues ... Freiraum für die wirklich wichtigen Wünsche ... Freiraum für dich ...

Zum Schluss

Jedes Büchlein dieser Ratgeberreihe enthält eine spezielle Methode der alternativen Heilung. In dieser Ausgabe habe ich ihnen Hypnosetexte vorgestellt. Sie ergänzt das Buch *Heilhypnose in der Praxis*, in dem ich die Vorgehensweise der Heilhypnose Schritt für Schritt beschreibe. Natürlich können sie die Hypnosetexte auch unabhängig benutzen und in ihre Art der Hypnose- oder Trancearbeit einbauen. Sie können die Suggestionstexte sogar ohne Hypnose vorlesen. Sie wirken auch als Aktivsuggestionen im Wachzustand. Machen sie bitte ihre eigenen Erfahrungen mit den Texten und ändern sie gerne die Formulierungen hier und da ab. Machen sie ihre Texte daraus.

Ich lade sie gleichzeitig dazu ein, weitere Behandlungsmethoden kennen zu lernen und einzuüben. Am Ende des Buches finden sie eine Liste weiterer Ratgeber zu ebenfalls sehr wirksamen und einfach zu erlernenden Techniken. Ich wünsche allen Leserinnen und Lesern viel Erfolg in der Arbeit mit ihren Patienten.

Außerdem von M. Oswald erschienen:

Heilende Zahlen in der Praxis
ISBN 9783844805949

Heilende Zeichen in der Praxis
ISBN 9783844806076

Heilaffirmationen in der Praxis
ISBN 9783844806144

Heilende Farben in der Praxis
ISBN 9783844806182

Die Zauberwiese in der Praxis
ISBN 9783844806205

Quantenheilen in der Praxis
ISBN 9783844806229

Heilhypnose in der Praxis
ISBN 9783844806274

Heilmeditation in der Praxis
ISBN 9783844806953

Armlängentest in der Praxis
ISBN 9783842356061

Hypnosetexte und Suggestionen
ISBN 9783844806908